María de los Ángeles Jorge Díaz
José María Basain Valdés
María del Carmen Valdés Alonso

Elementos básicos de hipertensión arterial

María de los Ángeles Jorge Díaz
José María Basain Valdés
María del Carmen Valdés Alonso

Elementos básicos de hipertensión arterial

Medicina

Editorial Académica Española

Imprint

Any brand names and product names mentioned in this book are subject to trademark, brand or patent protection and are trademarks or registered trademarks of their respective holders. The use of brand names, product names, common names, trade names, product descriptions etc. even without a particular marking in this work is in no way to be construed to mean that such names may be regarded as unrestricted in respect of trademark and brand protection legislation and could thus be used by anyone.

Cover image: www.ingimage.com

Publisher:
Editorial Académica Española
is a trademark of
Dodo Books Indian Ocean Ltd. and OmniScriptum S.R.L publishing group

120 High Road, East Finchley, London, N2 9ED, United Kingdom
Str. Armeneasca 28/1, office 1, Chisinau MD-2012, Republic of Moldova, Europe
Printed at: see last page
ISBN: 978-3-659-08003-6

Elementos básicos de hipertensión arterial.
AUTORES

María de los Ángeles Jorge Díaz
Especialista de Primer Grado en Medicina General Integral.
Especialista de Primer Grado en Medicina Interna.
Master en Longevidad Satisfactoria y en Educación Médica Superior.
Profesora Asistente de la Universidad de Ciencias Médicas de la Habana.

José María Basain Valdés
Especialista de Primer y Segundo Grado en Medicina General Integral.
Especialista de Primer y Segundo Grado en Endocrinología.
Máster en Educación Médica.
Profesor Auxiliar de la Universidad de Ciencias Médicas de la Habana.
Investigador Auxiliar.

María del Carmen Valdés Alonso
Especialista de Primer y Segundo Grado en Endocrinología.
Máster en Nutrición en Salud Pública.
Profesora Auxiliar de la Universidad de Ciencias Médicas de la Habana.
Investigadora Auxiliar.

Margarita Pérez Martínez
Especialista de Primer Grado en Ginecología y Obstetricia.
Máster en Atención Integral a la Mujer.
Profesora Auxiliar de la Universidad de Ciencias Médicas de la Habana.
Investigadora Auxiliar.

Romaira Irene Ramírez Santiesteban
Especialista de Primer y Segundo Grado en Medicina General Integral.
Master en Educación Médica Superior.
Profesora Auxiliar de la Universidad de Ciencias Médicas de la Habana.

Melissa Iglesias Cruz
Estudiante de segundo año de la carrera de Medicina de la Universidad de Ciencias
Médicas de la Habana.

ÍNDICE

ABREVIATURAS

ACOS: anticonceptivos orales

ACV: accidentes cerebrovasculares

DM: diabetes mellitus

ECV: enfermedad cardiovascular

EKG: electrocardiograma

FDA: *Food and Drugs Administration*

FR: factor de riesgo

HDL: *high density lipoprotein*

HTA: hipertensión arterial

ICC: insuficiencia cardíaca congestiva

IMC: índice de masa corporal

LDL: *low density lipoprotein*

mg: miligramo

ml: mililitro

MmHg.: milímetro de mercurio

OMS: Organización Mundial de la Salud

PA: presión arterial

PAS: presión arterial sistólica

PAD: presión arterial diastólica

PC: perímetro de cintura

RCC: relación cintura/cadera

INTRODUCCIÓN

La hipertensión arterial (HTA) es una enfermedad crónica caracterizada por un incremento continuo de las cifras de la presión sanguínea en las arterias. Aunque no hay un umbral estricto que permita definir el límite entre el riesgo y la seguridad, de acuerdo con consensos internacionales, una presión sistólica sostenida por encima de 139 mmHg o una presión diastólica sostenida mayor de 89 mmHg, están asociadas con un aumento medible del riesgo de aterosclerosis y por lo tanto, se considera como una hipertensión clínicamente significativa.

Dentro de las enfermedades cardiovasculares (ECV), la HTA es conocida como una patología silenciosa, en la cual, los vasos sanguíneos poseen una tensión persistentemente alta, lo que produce su daño. Constituye una de las patologías de mayor prevalencia en el mundo que disminuye la calidad de vida y la supervivencia de la población. El aumento de la presión arterial, de hecho, constituye un factor de riesgo importante que influye en el desarrollo de enfermedades cardiovasculares que, asociado a la obesidad, diabetes mellitus y dislipidemias, provoca una mayor predisposición al desarrollo de enfermedades crónicas no transmisibles como por ejemplo, aquellas que componen el síndrome metabólico, entre otras.

La HTA afecta a más de 1 000 millones de personas en el mundo, mayormente a aquellos de países de mediano y bajos ingresos. Se estima que las bajas tasas de diagnóstico previo de la enfermedad, definida por autorreporte, contribuyen al incremento de las complicaciones de esta condición en países subdesarrollados. Más aún, el 10 % de los gastos en salud a nivel global están destinados sólo al tratamiento de los casos identificados llegando hasta un trillón de dólares americanos con tratamiento subóptimo.

Según la Organización Mundial de la Salud, en el mundo hay 1 130 millones de personas, aproximadamente, con HTA y la mayoría de ellas en países de ingresos bajos y medios, señala que las complicaciones de esta enfermedad causan anualmente

9,4 millones de muertes, así como secuelas importantes en múltiples órganos tales como: riñón, cerebro, corazón, entre otros.

La Asociación Americana del Corazón (*American Heart Association*), indica que aproximadamente 87 % de los accidentes cerebrovasculares (ACV) son causados por la HTA. Asimismo, cuando la HTA no es controlada puede provocar consecuencias nefastas como infarto de miocardio, hipertrofia ventricular e insuficiencia cardíaca. Además, señala que 80 millones de personas mayores de 20 años en los Estados Unidos padecen HTA y un gran porcentaje aún no han sido diagnosticados. Se observa que la prevalencia de HTA se da principalmente entre los 30 a 50 años de edad, decreciendo después de los 60 años. En esta línea, investigaciones cubanas coinciden en afirmar que los dos grupos de edad más proclives a sufrir de HTA son de los 40 a los 59 años y de los 60 a los 79 años, tanto en hombres como en mujeres. En Colombia, la mayor prevalencia de HTA se encuentra entre 55 y 70 años. Se evidencia, en cifras señaladas por el Instituto Nacional de Salud, que en el 2014 se presentaron 2821 muertes en mujeres y en hombres 2336, con una tasa de 12,7 por cada 100 000 habitantes. Se ha encontrado que pacientes con edades de 60 a 69 años, con presión arterial alta, se asocia con una pobre representación cognitiva, en una muestra de 6,377 participantes mayores de 60 años, se evidenció que quienes tienen una presión sanguínea (< 120/80 mmHg), tienen mejor estado en las funciones cognitivas, pero quienes tienen una HTA severa presentan una deficiente representación cognitiva. No obstante, dichas consecuencias son ignoradas por los profesionales de la salud hasta que ya es demasiado tarde.

La HTA es reconocida como la principal causa de mortalidad prevenible a nivel mundial y, es catalogada como la génesis de numerosos déficits multisistémicos, su interacción con otras enfermedades puede producir daños severos en el sujeto, llegando a provocar la muerte. En este sentido, al comparar índices de HTA en países europeos y americanos, el estudio realizado por Meissner encontró que la prevalencia de la HTA se correlaciona significativamente con índices de mortalidad por ACV y con la calidad de vida. Esta enfermedad presenta una prevalencia que se da principalmente, entre los 30 a 50 años, con una alarmante disminución en sus inicios. En Colombia se presentan 12,7 muertes por cada 100 000 habitantes a causa de la HTA, se evidencia mayor proporción de fallecimientos en el género masculino que en el femenino.

Las ECV son la principal causa de muerte y discapacidad en los países desarrollados, con 17 millones de muertes por año en el mundo, y el 38 % del total de las defunciones en España. El 50 % de las ECV se deben a la elevación de la presión arterial (PA) motivo por el cual la HTA es considerada como un factor de riesgo cardiovascular de primer orden.

En Cuba, en 2020, las enfermedades del corazón ocuparon el primer lugar dentro de las causas de mortalidad con un total de 29 939 defunciones, y dentro de ellas las enfermedades hipertensivas provocaron 5 739 fallecimientos, esta cifra superó en 658 defunciones, al año 2019.

DESARROLLO

CLASIFICACIÓN

La hipertensión arterial se clasifica de acuerdo con varios criterios, así:

Según la causa:

- Primaria, esencial o idiopática: no tiene causa conocida.

- Secundaria: en ésta se encuentran como causas los trastornos de tipo renal, endocrinos o el embarazo.

Según el daño orgánico:

Grupo A	Grupo B	Grupo C
No FR, no daños en órganos diana, no ECV	Un factor de riesgo al menos, no incluye DM, no daño en órganos diana, no ECV	Presencia de daño en órgano diana, ECV, DM, con otros FR o no

FR: factor de riesgo
ECV: enfermedad cerebrovascular
DM: diabetes mellitus

Según los valores de la presión arterial, en el adulto mayor de 18 años y según el VII JNC se definen los siguientes valores:

Categoría	Sistólica (mmHg.)	Diastólica (mm Hg)
Normal	<120	<80
Prehipertensión	120 - 139	80 – 89
HTA: Estadio 1	140 - 159	90 – 99
HTA: Estadio 2	>160	>100

En el VII-JNC, está la introducción de una nueva clasificación de la presión arterial (PA), con el término prehipertensión (PA 120-139/80-89 mm Hg). Estos pacientes presentan un mayor riesgo cardiovascular y precisan un mayor seguimiento, con la introducción de las pertinentes modificaciones del estilo de vida (ejercicio aeróbico, dieta hiposódica, evitar la obesidad o pérdida de peso, dieta rica en frutas y pobre en grasas saturadas). Agrupan los estadios 2 (PAS 160-179 ó PAD 100-109) y 3 (PAS > 180 ó PAD >110) en un solo estadio: estadio 2 (PAS >160 o PAD >100 mmHg). El estadio 1 queda igual: PAD 140-150 ó PAS 90-99 mmHg. Se asigna mayor importancia a la PA sistólica que a la diastólica.

Estas cifras serán utilizadas en la actual investigación ya que fueron tomadas para el estudio de prevalencia realizado anteriormente en otra sede de Suramericana de Seguros, por tanto, son un patrón que permitirá posteriormente hacer una conexión entre ambos estudios.

Según la urgencia:
> crisis hipertensiva.
> urgencias hipertensivas.
> emergencias hipertensivas.

Crisis hipertensiva

Aumento súbito de la presión arterial (PA) en pacientes con o sin antecedentes de HTA que requiere tratamiento médico urgente. Afecta >30% de las personas >20 años en Estados Unidos (EEUU). Tiene una mortalidad de 80% si no se trata emergencia hipertensiva.

Un paciente hipertenso tiene una probabilidad de 1-2% de tener una emergencia hipertensiva en su vida. Es una patología común y frecuente en pacientes ancianos y afroamericanos.

La razón hombre mujer es de 2:1 En general los pacientes que sufren una emergencia hipertensiva tienen las siguientes características: ya tienen HTA crónica de base, no son adherentes al tratamiento o han suspendido el medicamento presentando un efecto de rebote, les falta cuidado primario, tienen una causa secundaria para la HTA, consumen sustancias alucinógenas.

Urgencias Hipertensivas: es una elevación de la presión arterial sin evidencia de daño de órgano blanco. No significa peligro de muerte inminente. Estos pacientes necesitan una reducción de su PA sin embargo estas reducciones se pueden lograr en varios 24-48 horas y ambulatoriamente. Se usa medicamento vía oral.

Emergencias Hipertensivas: Es aquella elevación de la presión arterial por encima de los niveles aceptados en un paciente que desencadena un daño en un órgano blanco y cuyo tratamiento debe ser en cuidado intensivo para lograr evitar un daño permanente y uso de medicamentos IV para bajar las cifras tensiónales, representa un peligro de muerte inminente. Las presiones sistólicas están por encima de 120-130 mmHg. PAD < 130 mmHg en pacientes con HTA crónica no produce disfunción orgánica excepto en niños y mujeres en embarazo.

Teniendo en cuenta lo anterior, lo más importante de la HTA es prevenirla; como los factores de riesgo no modificables siempre mantendrán su condición, sólo se tiene la posibilidad de actuar sobre los modificables.

Desde este punto de vista fisiopatológicos, la mayoría de los investigadores que se han dedicado a la HTA como problema fundamental y clínico, han llegado a considerar que es debido a la regulación anormal de múltiples factores que interactúan para conservar la presión arterial fisiológica.

En 1948 Framinghan determinó la prevalencia y la incidencia de morbi-mortalidad de las enfermedades cardiovasculares asociadas a factores de riesgo como hipertensión arterial, tabaquismo, obesidad, sedentarismo, diabetes mellitus e hipercolesterolemia, constituyendo el pilar básico para tomar decisiones terapéuticas en base a la estimación del riesgo. Dicho estudio muestra el aumento de probabilidad de sufrir un trastorno vascular en los siguientes 10 años para varones y mujeres de varias edades, conforme se asocian los riesgos.

FACTORES DE RIESGO

Los factores de riesgo que afectan el desarrollo de enfermedades cardiovasculares se pueden clasificar así:

- **No modificables:** Edad, antecedentes familiares, raza, menopausia.
- **Modificables directos:** Tabaquismo, hipertensión arterial, diabetes mellitus, tipo de alimentación, colesterol total, lipoproteínas de baja densidad (LDL, por sus siglas en inglés, *low density lipoprotein*) elevadas y lipoproteínas de alta densidad (HDL, por sus siglas en inglés, *high density lipoprotein*) bajas, alcoholismo, ingesta de sodio, ingesta de potasio, cafeína, exposición al ruido.
- **Modificables indirectos:** Sedentarismo, obesidad, estrés, anticonceptivos orales (ACOS).

Factores de riesgo no modificables.

Etnia. Las personas afroamericanas tienen más probabilidades de presentan hipertensión arterial, no obstante, los de etnia blanca y mestiza, debido a la exposición de factores genéticos, ambientales.

Herencia. De padres a hijos, una tendencia a desarrollar hipertensión arterial, siendo un papel fundamental hasta el primer y segundo grado de consanguinidad, del mismo modo tiene mayor riesgo de padecer enfermedades cardiacas.

Edad. Debido a cambios fisiológicos, como el aumento en el número de fibras de colágeno en las paredes arteriales, haciendo que los vasos sanguíneos se vuelvan más rígidos, y como consecuencia la disminución de la elasticidad, malos hábitos alimenticios, aumentando la presión arterial, además complicaciones posteriores.

Sexo. Masculino es un factor de riesgo para cardiopatía isquémica e hipertensión arterial, del mismo modo en la mujer posmenopáusica existe más prevalencia de hipertensión arterial, debido a cambios hormonales, hace que disminuya la elasticidad vascular.

Obesidad. Tendencia a presentar enfermedades cardiovasculares, en consecuencia, de la elevación de colesterol debido a la inflamación de las paredes de las arterias y por ende la disminución del riesgo sanguíneo para el cuerpo.

Tabaquismo. Es un factor de riesgo cardiovascular, ya que contiene sustancias tóxicas, como la nicotina causando daño en las paredes internas de las arterias, estimula la producción de dopamina, acetilcolina, vasopresina, el alquitrán y el monóxido de carbono, provoca acumulación de placas de grasa en las arterias, al igual que afecta las concentraciones de colesterol y de fibrinógeno, aumentando así el riesgo de formación de coagulo sanguíneo, en consecuencia, un accidente cerebro vascular.

Café. La ingesta del mismo puede provocar elevaciones agudas de la presión arterial, la cafeína es el causante de la estimulación del sistema nervioso, generando ansiedad y nerviosismo.

Alcohol. El consumo excesivo de alcohol puede elevar los niveles de presión arterial y triglicéridos así aumentar el peligro de problemas cardiovasculares, debido a las sustancias psicoactivas con propiedades causantes de dependencia, el hígado no tolera bien el alcohol para detoxificar y metabolizar el etanol, factor causal en más de 200 enfermedades entre ellas cirrosis hepática, accidente cerebro vascular, trastornos metales, comportamentales.

Actividad física. Contribuye una disminución de la estimulación simpática al potenciar el efecto de los barorreceptores, también se ha descrito que disminuye la rigidez de las arterias e incrementa la sensibilidad a la insulina. El hacer ejercicio aumenta las lipoproteínas de alta densidad (HDL) y reduce las de baja densidad (LDL), asimismo mejora la circulación sanguínea.

Consumo de sal: Aproximadamente un tercio de la población hipertensa se debe al consumo de sal, porque al aumentar la ingesta de sal por consiguiente la presión osmótica sanguínea aumenta al retenerse el agua en el organismo, debido a un mal filtrado y depuración de la sangre.

Comidas rápidas y grasas. El consumo de grasas, especialmente saturadas de origen animal, es un factor de riesgo en hipercolesterolemia debido al poder aterogénica que incrementa los niveles de colesterol LDL (lipoproteínas de baja densidad), a nivel de las arterias se forman placas de ateromas, lo que hace que disminuya el riego sanguíneo, alternado el sistema cardiovascular.

SÍNTOMAS.

- En la mayoría de pacientes es asintomático
- Cefalea
- Enrojecimiento facial
- Hemorragias nasales
- Vértigo
- Astenia

DIAGNÓSTICO

Mediante la toma de la presión arterial, sumado su cuadro clínico

Lesiones a órganos

Los órganos cuya estructura y función se ven alterados a consecuencia de la hipertensión arterial no tratada o no controlada se denominan «órganos diana» e incluyen el sistema nervioso central, arterias periféricas, corazón y riñones, principalmente. La asociación entre la presión arterial y el riesgo de cardiopatías, infarto agudo de miocardio, derrame cerebral y enfermedades renales es independiente de otros factores de riesgo. Por ejemplo, en individuos comprendidos entre las edades de 40 y 70 años de edad, cuando la presión arterial se encuentra entre 115/75 a

185/115 mmHg, cada incremento de 20 mmHg en la presión sistólica o de 10 mmHg en presión diastólica duplica el riesgo de aparición de alguna de estas enfermedades.

Ojo

Retinopatía hipertensiva: vasoespasmo, aumento del brillo arterial, cruces arterio-venosos patológicos (signo de Gunn), hemorragias, exudados, papiledema y trombosis retinianas venosas.

Sistema nervioso central

La hipertensión arterial persistente puede causar un accidente cerebrovascular trombótico o embólico, infartos lacunares o un accidente cerebrovascular hemorrágico con hematoma intracerebral, entre otros. Tanto la presión sistólica y diastólica elevadas son perjudiciales; una presión diastólica de más de 100 mmHg y una presión sistólica de más de 160 mmHg han dado lugar a una incidencia significativa de enfermedades cerebrovasculares. Otras manifestaciones de la hipertensión incluyen la encefalopatía hipertensiva, lesiones microvasculares cerebral y la demencia de origen vascular como consecuencia de múltiples infartos del sistema nervioso central.

Arterias periféricas

- Disfunción endotelial crónica, con vasoconstricción inapropiada, liberación de especies reactivas de oxígeno, inflamación, aumento de actividad protrombótica y reducción de la fibrinólisis.
- Remodelado parietal y estrechamiento luminal a expensas de redistribución de músculo liso de la túnica media arterial.
- Arterioloesclerosis con engrosamiento de la túnica media (de Monckeberg).
- Ateroesclerosis progresiva de grandes vasos, en especial de vasos cerebrales, aorta, coronarias y arterias de los miembros inferiores, generando hipoperfusión crónica subclínica o sintomática.
- Aneurismas, complicados eventualmente con disección o ruptura, especialmente a nivel de aorta torácica.

Corazón

- Hipertrofia ventricular izquierda: en inicio hay engrosamiento parietal sin incremento de la masa ventricular total (remodelado concéntrico); luego se desarrolla franca hipertrofia concéntrica, que podría llegar a fase dilatada (hipertrofia excéntrica).
- Fibrosis miocárdica, como parte del proceso de hipertrofia, con deterioro de la distensibilidad parietal y de las propiedades viscoelásticas del miocardio contráctil.
- Isquemia microvascular coronaria, principalmente por rarefacción de la red capilar y disfunción endotelial de los vasos remanentes.
- Síndrome coronario agudo: angina inestable o infarto sin onda Q (también conocido como infarto sin elevación de segmento ST).
- Infarto agudo miocárdico.
- Disfunción diastólica ventricular izquierda, a consecuencia de isquemia, hipertrofia y fibrosis ventricular, que conducen a anomalías regionales y globales de la relajación y, en fases más avanzadas, de la distensibilidad.
- Disfunción sistólica ventricular izquierda, con caída de la fracción de eyección ventricular izquierda (FE, el porcentaje de toda la sangre que, habiendo llenado el ventrículo en diástole, es bombeada de manera efectiva fuera de la cavidad).
- Insuficiencia cardíaca congestiva (ICC) global; como consecuencia de la falla ventricular izquierda hay además compromiso secundario del hemicardio derecho, con dilatación de cámaras e hipertensión arterial pulmonar secundaria.
- Valvulopatías calcíficas degenerativas de hemicardio izquierdo, en especial de las válvulas mitral (insuficiencia) y aórtica (estenosis o insuficiencia).
- Fibrilación auricular (arritmia supra-ventricular).
- Arritmias ventriculares, como consecuencia de micro-reentrada por fibrosis, lesión o isquemia.

Ecocardiograma de paciente con hipertrofia concéntrica del ventrículo izquierdo (eje largo paraesternal).

Riñones

- Microalbuminuria, marcador temprano de nefropatía y factor independiente de riesgo de morbimortalidad cardiovascular.
- Fibrosis tubulointersticial del parénquima renal.
- Glomeruloesclerosis focal y difusa con pérdida de nefronas, como consecuencia de hipertensión intraglomerular crónica.
- Isquemia renal crónica debida a ateroesclerosis acelerada de las arterias renales.
- Infarto renal, por ateromatosis de arterias renales o embolia.
- Reducción de la tasa de filtrado glomerular, por la pérdida de masa de nefronas funcionales, proceso progresivo que se ve acelerado en hipertensos y más aún en presencia de diabetes mellitus.
- Insuficiencia renal crónica como evento terminal.

DIAGNÓSTICO

Anamnesis

La historia clínica del paciente hipertenso debe ser recolectada al detalle y enriquecerse con información provista por parientes cercanos, o por otros médicos o personal paramédico que lo hayan atendido en el pasado, si aplica. La hipertensión es la enfermedad asintomática por excelencia, tanto es así que se la ha llamado «la asesina silenciosa», por lo que no resultaría extraño que no se recolecten muchos síntomas en la historia, o que estos síntomas sean poco específicos (dolor de cabeza, mareo y trastornos visuales, por ejemplo). Una vez bien definido el motivo de consulta y habiéndose documentado los datos relevantes de la presente enfermedad, debe hacerse énfasis desde la primera consulta sobre los siguientes datos:

- Factores de riesgo cardiovascular, tradicionales y no tradicionales;
- Antecedentes familiares de enfermedad, en especial si ha habido muertes de causa cardíaca en consanguíneos menores de 50 años (de primer grado: padres, hermanos, hijos);

- Condición socioeconómica, cultural y laboral, estatus familiar, acceso a sistemas de salud, nivel de educación, factores ambientales o situacionales causantes de estrés;
- Listado exhaustivo de comorbilidades (generalmente interrogando antecedentes por sistemas);
- Hábitos higiénico-dietéticos: café, té, bebidas carbonatadas, alcohol, tabaco, sodio, alimentación, actividad física;
- Alto nivel de glucemia y alto consumo de glucosa (si la persona tiene diabetes mellitus);
- Exposición a fármacos que puedan causar hipertensión (efedrina, metilfenidato, ergotaminas, entre otras);
- Alergias e intolerancias;
- Síntomas, cardiovasculares (disnea, ortopnea, disnea paroxística nocturna, precordialgia, palpitaciones, síncope, edema, claudicación intermitente) o inespecíficos (cefalea, mareo, acúfenos, trastornos visuales, deterioro cognitivo, fatiga, cambios del estado de ánimo, disfunción eréctil, por ejemplo);
- Eventos previos cardiovasculares: isquemia cerebral transitoria, accidentes cerebrovasculares, angina de pecho, infarto de miocardio, insuficiencia cardíaca congestiva, insuficiencia renal crónica entre otros;
- Procedimientos quirúrgicos previos o planeados.

Esta información es vital para la valoración global de riesgo cardiovascular de cada paciente hipertenso. Cada elemento de riesgo o diagnóstico clínico, resuelto o no (tratado o no tratado), cada síntoma, cada antecedente, debería ser incluido en una lista de problemas. Esto ayudará a planear el tratamiento global sin olvidar puntos importantes.

Procedimientos para la medición correcta de la presión arterial
La toma de la presión arterial en pacientes de alto riesgo debe efectuarse de manera correcta con la finalidad de evadir los falsos negativos e incluso falsos positivos.

- El individuo debe estar, preferentemente sentado, con la espalda recostada contra el respaldo y el miembro superior deberá reposar sobre la superficie del escritorio, el antebrazo en pronación, a la altura del corazón; las plantas de los pies deben estar apoyadas sobre el suelo sin cruzar las piernas.

- Después de algunos minutos de reposo (preferentemente 5 minutos, quizás durante o al final del interrogatorio) se coloca un manguito de tamaño apropiado (que cubra 2/3 de la longitud del brazo) y en buenas condiciones en la parte media del brazo del paciente; no debe haber ropa entre la piel y el manguito, que deberá estar bien ajustado, pero no tanto que impida la introducción del dedo meñique entre el mismo y la piel. Si al arremangar la camisa o la blusa la tela comprime el miembro, deberá mejor retirarse la ropa y pedir al paciente que se vista con una bata para examen físico. Precaución: en algunos pacientes no puede emplearse alguno de los brazos para la toma de presión: amputación, historia de cirugía radical en axila, o presencia de una fístula arteriovenosa, por ejemplo).

- Aunque en la actualidad se dispone de diversos medios diagnósticos (como los esfigmomanómetros aneroides), debe emplearse un tensiómetro de columna de mercurio, que deberá ser revisado y calibrado periódicamente. La base del tensiómetro y el centro del manguito deberán estar a la altura del corazón del paciente para evitar errores en la medición. Si se dispone solo de esfigmomanómetro debe de verificarse que esté bien calibrado. Debe disponerse de por lo menos tres tallas de manguitos, incluyendo uno para pacientes obesos y otro pediátrico, que podría ser útil en personas muy ancianas con gran atrofia muscular o escaso panículo adiposo.

- El procedimiento de la toma de cifras tensionales no debe ser incómodo ni doloroso. Se infla el manguito por lo menos 20-30 mmHg más arriba de la presión necesaria para que desaparezca el pulso de la muñeca o del codo, o hasta que se haya superado una presión de 220 mmHg. Luego, aplicando el estetoscopio sobre la arteria braquial, se desinfla con lentitud hasta que sean audibles por primera vez los ruidos de Korotkoff (presión sistólica). La desaparición precoz de los ruidos y su ulterior reaparición, el llamado gap o brecha auscultatoria es frecuente en personas de edad avanzada, por lo que se deberá seguir desinflando el manguito con lentitud hasta que no haya duda del cese definitivo de los ruidos (fase V de Korotkoff, presión diastólica). En algunos pacientes los ruidos nunca desaparecen, por lo que se medirá la presión diastólica cuando cambien de intensidad (Fase IV). En todo momento los ojos del observador deberán estar al nivel de la columna de mercurio, para evitar errores de apreciación.

- Al desinflar el manguito es de crítica importancia que el miembro del paciente se encuentre inmóvil.
- En la primera consulta sería ideal tomar la presión en ambos brazos y dejar definido en cuál de ellos se encuentra más elevada, haciéndolo constar en el expediente, pues las mediciones deberían seguirse realizando en ese mismo brazo. La medición de la PA con el paciente de pie es muy aconsejable en el adulto mayor, deberá dejarse al paciente de pie por lo menos durante 1 minuto antes de hacer la medición.
- Si se hacen tomas sucesivas, como es aconsejable (incluso se puede hacer una medición final, antes que el paciente abandone el consultorio), deberá dejarse un intervalo de por lo menos un minuto entre medida y medida.
- Las cifras de presión no deberán redondearse. Con buena técnica puede registrarse la presión con un nivel de exactitud de 2 mmHg.
- Todos los conceptos arriba explicados corresponden también a los tensiómetros electrónicos disponibles en el mercado. Se deben buscar marcas certificadas por la FDA (*Food and Drugs Administration*) de los EE. UU., u otras instituciones nacionales, preferentemente con manguito braquial. El médico debe enseñar personalmente a sus pacientes el uso de estos aparatos y la secuencia correcta de procedimientos para que las mediciones domiciliarias sean confiables. Se estima que las cifras de presión en el hogar son en promedio 5 mmHg menores que en el consultorio, tanto para la presión sistólica como para la diastólica.

Algunas de las exploraciones que pueden realizarse para la evaluación de paciente con hipertensión arterial son las siguientes:

- Inspección del aspecto general, en especial de la facies, color de tegumentos, hábito corporal, estado anímico, nivel de conciencia y orientación.

- Antropometría: peso, talla, índice de masa corporal (IMC), perímetro de cintura (PC, medir a la altura de las crestas ilíacas) y relación cintura/cadera (RCC).

- Medición del pulso y de la presión arterial, en posición sentada y después de 5 minutos de reposo en varias ocasiones. Se considera a la media aritmética o a la mediana de dichas cifras como el valor representativo para la visita. Es necesario medir la presión en ambos brazos, registrar el valor más elevado y anotar en el expediente a qué brazo corresponde, para medirla en ese miembro a futuro. Los procedimientos para la medición correcta se discutieron previamente. Se recomienda la toma de presión en posición de pie si se trata de pacientes adultos mayores para descartar ortostatismo, o en caso que se sospeche disautonomía (diabéticos crónicos, por ejemplo).

- Fondo de ojo: tener en cuenta la clasificación de Keith-Wagener de retinopatía hipertensiva, si aplica, aunque los oftalmólogos no la aplican; se buscarán aumento del brillo arterial, cruces arteriovenosos patológicos (signo de Gunn), pérdida de la relación venoarterial, exudados, hemorragias y anomalías de disco óptico y retina periférica. Debe recordarse que los signos de la retinopatía hipertensiva incipiente (cambios en la relación arteriovenosa, por ejemplo) son inespecíficos, a excepción de las hemorragias y exudados. Cada vez es menos frecuente ver papiledema en clínica.

- Cuello: Inspección de venas yugulares, palpación y auscultación de arterias carótidas, valoración de la glándula tiroides.

- Exploración cardiopulmonar exhaustiva, describiendo aspecto y expansión del tórax, ventilación pulmonar, punto de máximo impulso (PMI) del corazón, frémitos y ruidos cardíacos, tanto los normales como los accesorios o patológicos.

- Abdomen: panículo adiposo, presencia de pulsaciones visibles, circulación venosa complementaria, visceromegalias, tumores.

- Exploración de los pulsos periféricos (amplitud, onda de pulso, simetría), del llenado capilar, temperatura de zonas acrales, redes venosas periféricas.

- Exploración neurológica básica, que debería ser exhaustiva en caso de lesión previa o actual del sistema nervioso central o periférico): pupilas, movimientos oculares, simetría facial, audición, equilibrio, coordinación, lengua y paladar blando, fuerza de los miembros, sensibilidad, reflejos osteotendinosos y músculocutáneos, normales o patológicos.

Exámenes complementarios.

Perfil lipídico: Permite determinar el estado metabólico de los lípidos corporales, generalmente en el suero sanguíneo, los mismos que incluyen: colesterol total, HDL – lipoproteínas de alta densidad, LDL lipoproteínas de baja densidad, triglicéridos.

Perfil Renal: Permite recopilar información acerca de la función renal, de los niveles de creatinina, calcio, sodio, dióxido de carbono, albumina, nitrógeno ureico en sangre, proteína, fosforo, glucosa y potasio en sangre.

Hematocrito: Es la media de porcentaje del volumen total de sangre al que contribuyen los glóbulos rojos al ser expresado en porcentaje es alrededor de 3 veces al de la hemoglobina.

Hemoglobina: es una proteína encargada de trasportar O_2 y CO_2, se desarrolla en la medula ósea a partir de los eritrocitos.

Eco cardiografía: es un examen que emplea ondas sonoras para crear una imagen en movimiento del corazón.

La ecografía es un procedimiento diagnóstico diferente de las radiografías ya que se basa en emitir sonidos con un equipo y recoger sus ecos de vuelta que serán diferentes en función de las estructuras y tipos de tejido que han atravesado.

Un ordenador interpreta estos ecos y dibuja una imagen de los territorios. La ecografía es útil para la geología y para la medicina. Tiene un problema y es la dependencia directa de la persona que la realiza quien debe estar entrenada para interpretar la imagen que ve.

En el caso de los hipertensos es de gran valor cuando se quiere evaluar el riñón, ya que suministra información sobre su tamaño, relación entre la zona cortical y la medular (dos territorios anatómicos diferentes, con funciones diferentes) y si existe compromiso vascular, para lo cual es preciso aplicar una segunda técnica denominada doppler.

No es necesario realizar esta prueba en todos los hipertensos, normalmente se reserva para aquellos en los que se quiere descartar una hipertensión de origen secundario, en una lesión renal o vascular renal, antes se efectúan pruebas analíticas que sustenten la sospecha diagnóstica.

La ecografía en la HTA sirve para:

Medir las cavidades del corazón y saber si existe un aumento del tamaño del mismo, engrosamiento de la pared, homogéneo o heterogéneo.

Evaluar la función cardiaca, ya que mide cómo se contraen y cómo se relajan los ventrículos. Permite calcular la fracción de eyección o cantidad de sangre que es expulsada del corazón en cada contracción y saber así si la función es o no normal. Dado que la Hipertensión afecta al tamaño del corazón y la presencia de aumento del tamaño del mismo, hipertrofia, es un signo de afectación más importante, en el seguimiento de los hipertensos se suele solicitar un ecocardiograma como prueba complementaria específica.

Electrocardiograma: es un estudio que permite observar la actividad eléctrica del corazón.

El EKG no es más que un registro de la actividad eléctrica cardiaca que sirve para estimular la contracción del músculo y ejercer la función de bombear sangre.

Esta electricidad se desplaza siguiendo un trazado siempre igual, desde un punto en la aurícula izquierda hacia la unión entre aurículas y ventrículos y por el tabique que los separa al izquierdo y al derecho. La electricidad se puede registrar en la superficie corporal y el resultado dibuja en el papel un trazado característico con ondas que reciben nombres según su secuencia: onda p, q, r, s t.

El EKG del hipertenso puede presentar unos trazados característicos, sobre todo cuando ha transcurrido mucho tiempo sin tratamiento. Igual que los músculos de las piernas o de los brazos aumentan de tamaño cuando entrenan, el corazón, que es un músculo, aumenta de tamaño cuando trabaja contra presión y eso se traduce en un EKG con unas características concretas.

La interpretación del EKG debe efectuarla siempre su médico, ya que existen muchas condiciones que alteran el aspecto del trazado sin que eso suponga enfermedad alguna.

La segunda información que puede obtenerse es la existencia de arritmias, la más frecuente es la fibrilación auricular que traduce una actividad irregular de la aurícula, presente en un porcentaje alto de personas hipertensas y que modificará algunos aspectos terapéuticos.

Rayos X de tórax:

La radiografía de tórax, si se realiza siguiendo un patrón establecido, de pie, a una distancia adecuada, centrada, permite evaluar el tamaño del corazón. En el hipertenso es importante ya que uno de los efectos de la presión aumentada a largo plazo es el aumento del tamaño del corazón (hipertrofia ventricular).

Se suele realizar en los momentos iníciales del diagnóstico. En un número escasos de pacientes se realiza además el rayo X abdominal, este hasta hace poco tiempo, siempre se solicitaba a los pacientes hipertensos, permite visualizar las siluetas renales y si existe alguna calcificación en las arterias o en los riñones. Sin embargo, dado que en muchas ocasiones no es factible apreciar nada por la interposición de otras estructuras, casi no se utiliza en la actualidad.

Análisis de orina: es la evaluación física, química y microscópica de la orina.

TRATAMIENTO NO FARMACOLÓGICO.

Dieta saludable:
- Reducir la ingesta de sal a menos de 5 g al día.
- Comer cinco porciones de fruta y verdura al día.
- Reducir la ingesta de grasas, en especial las saturadas.
- Evitar el uso nocivo del alcohol, tabaco y café.

-   Comer alimentos crudos: cereales germinados, frutas, hortalizas, semillas.

-   Realizar actividad física de forma regular y promover la actividad.

-   Gestionar el estrés de una forma saludable, por ejemplo, mediante meditación, ejercicio físico adecuado y relaciones sociales positivas.

TRATAMIENTO FARMACOLÓGICO.

Primera Elección.

Clortalidona.

Presentación: tabletas 25 y 50 mg.

Posología: 25 mg una vez al día.

Tiazidas a bajas dosis (12.5 mg de hidroclorotiazida o equivalentes) sin exceder los 50 mg. La clortalidona puede emplearse en lugar de la hidroclorotiazida.

Mecanismo de acción

La clortalidona aumenta la eliminación de sodio, cloruros y agua al inhibir el transporte de sodio a través del epitelio del túbulo renal, Su lugar de acción es el segmento cortical de la parte ascendente del asa de Henle. Al aumentar la entrada de sodio en el túbulo renal distal la clortalidona incrementa la eliminación de potasio a través de un mecanismo de intercambio sodio-potasio.

Contraindicaciones:

Diabetes mellitus, gota, dislipidemias, en varones sexualmente activos.

Efectos indeseables:

Puede presentar hipopotasemia, disminución de magnesio, incremento de colesterol, calcio, ácido úrico, glucosa e insulina.

Precauciones:

Diabetes, hiperlipemias. Causan de 5 a 10% de elevación de colesterol sérico y LDL.

Segunda Elección.

Enalapril.

Presentación: tabletas 5, 10, 20 mg.

Posología: Dosis inicial 5 mg al día por vía oral; dosis usual 20 mg al día en una sola toma; dosis máxima recomendada 40 mg al día.

Mecanismo de acción

Inhiben la conversión de angiotensina I a angiotensina II. Potencian los niveles de cinica-bradicinina y prostaglandinas, Reducen la formación de angiotensina III, la cual estimula la síntesis en la corteza adrenal de aldosterona.

Indicaciones

Hipertensión arterial leve y moderada

Precauciones: hipotensión arterial, hipersensibilidad.

Efectos indeseables: hipersensibilidad, edema angioneurótico, vómito, dispepsia, tos.

Atenolol

Presentación: tabletas de 50 y 100 mg.

Mecanismo de acción

Bloquean los receptores B, del corazón y así disminuyen el consumo de O2 por su efecto cronotrópico negativo e inotrópico negativo; aumenta el tiempo de llenado diastólico incrementando la perfusión coronaria, reduce de la contracción coronaria durante el ejercicio. Son efectivos en reducir la severidad y la frecuencia de los episodios isquémicos desencadenados por actividad física.

Posología: atenolol 50 - 100 mg, una vez al día por vía oral.

Precauciones: en caso de obstrucción bronquial, asma, bradicardia.

Efectos Indeseables: son consecuencia de sus efectos farmacológicos, bloqueando el sistema simpático.

Los β-bloqueadores se prefieren en pacientes jóvenes, no se recomiendan en mayores de 60 años de edad. Se debe considerar su utilidad adicional en el manejo de la angina y en la reducción de la mortalidad después del infarto de miocardio y en la insuficiencia cardiaca.

Tercera Elección.

Amlodipina.
 Presentación: tabletas 5 y 10 mg, dosis de 5 mg al día, que puede ser elevada a 10 mg como dosis máxima.

Losartan: tabletas de 50 y 100 mg, dosis de 50 mg/día, que eventualmente puede elevarse a 100 mg diarios.
El efecto hipotensor se alcanza generalmente 3 a 6 semanas después de iniciar el tratamiento.
Complicaciones.
Infarto de miocardio
Accidente cerebro vascular
Insuficiencia renal
Obesidad
Diabetes mellitus

HTA Y ADULTO MAYOR

Las personas de 60 a 74 años son consideradas de edad avanzada; de 75 a 90 viejas o ancianas y las que sobrepasan se les denomina grandes viejos o grandes longevos. A todo individuo mayor de 60 años se le llamará de forma indistinta persona de la tercera edad, según la Organización Mundial de Salud. La vejez es un proceso de cambio gradual, espontáneo y, por lo tanto, es el resultado del deterioro en la edad madura y avanzada de numerosas funciones corporales.

Clasificación del adulto mayor.

Anciano sano.

Es independiente para la realizar actividades diarias, carece de problemas mentales, físicos.

Anciano Enfermo.

Adulto mayor que presenta una enfermedad aguda, que acude a una consulta por un proceso único. No tiene demencias ni conflictos sociales que generen riesgo a su salud.

Anciano Frágil.

Adulto mayor que aun teniendo una o dos enfermedades de base, puede valerse por sí misma, gracias a que conserva un correcto equilibrio con su entorno social, familia y sí mismo. Es independiente en el desarrollo de sus tareas básicas, pero en el desarrollo de tareas instrumentales más complejas (por ejemplo, conducir un coche por un periodoprologado) puede necesitar ayuda.

Clasificación del Envejecimiento.

Puede clasificarse en tres categorías: senectud, vejez normal y vejez bien llevada.

La senectud.

Describe cambios que se producen con la edad como resultado de los factores biológicos, psicológicos, y ambientales, así como cambios en el estilo de vida.

La vejez normal.

Refiere al conjunto frecuente de enfermedades y deterioro que afecta a la mayoría de adultos mayores, engloba un amplio abanico de trastornos porque las personas envejecen de formas muy distintas, incluida la manera en que se presentan, las enfermedades y el deterioro.

La vejez bien llevada.
Refiere un proceso en el cual la vejez no está acompañada, de una enfermedad o discapacidad. Quienes envejecen saludablemente pueden mantener una vida activa y sana hasta su muerte.

Cambios corporales.
Los primeros signos de vejes implican el sistema musculo esquelético a los 35 años, dificultad para ver, de igual manera se presenta la presbiacusia.
En la edad avanzada se produce en la mayoría de las personas un aumento en la proporción de la grasa corporal en las del 30% y también un cambio de distribución de grasa hay menos grasa bajo la piel.
Por ello, la piel se vuelve más fina y arrugada, más frágil.

Aspectos que cambian con la edad.
Cerebro. A medida que avanza la edad hay la disminución del riego sanguíneo que trae consigo desmayos, confusión, disminución de las funciones mentales; disminuye las capacidades para mantener un buen equilibrio y para caminar adecuadamente.

Ojos. Endurecimiento del cristalino, retina menos sensible a la luz, reacción más lenta de las pupilas, dificultad para concentrarse en objetos cercanos, dificultad para ver en poca luz, dificultad para ajustar rápidamente los cambios a los niveles de luz.

Boca. Menor papila gustativa, los alimentos tienen un sabor amargo o carecen de sabor.

Pulmones. Menor movimiento del aire en cada respiración, menos oxigeno transmitido en la sangre, menos capacidad para realizar ejercicios vigorosos.

Hígado. Menor actividad del sistema de enzimas durando, más los efectos de medicamentos alcanzan concentraciones más altas en el cuerpo, y en consecuencia aumenta el riesgo de reacciones adversas, disminución de la capacidad para eliminar toxinas.

Riñones. Ensanchamiento de los riñones, descenso de la capacidad para la excreción de sales frecuentes.

Vejiga. Debilitamiento de los músculos de la pared normal, menor capacidad para contener la micción, incontinencia más frecuente.

 Intestino grueso. Descenso de la capacidad para defecar, provocando el estreñimiento.

Piel. Arrugas más prominentes; la piel se desgarra con más facilidad; la hipotermia es más frecuente.

Sistema inmunológico. Menor grado de producción de anticuerpos, Infecciones con mayor frecuencia.

Órgano del aparato reproductor masculino. La próstata aumenta de tamaño, disminuyen los niveles de testosterona, disminuye el riego sanguíneo hacia el pene.

Órganos del aparato reproductor femenino. Producción de estrógeno reducido (reducción del útero y ovario), las mamas se vuelven más grasas y fibrosas, mayor riesgo de cardiopatía coronaria, osteoporosis, adelgazamiento de la pared vaginal.

Sangre. Producción escasa de glóbulos rojos, Respuesta más lenta a la hemorragia o escases de oxigeno

Consecuencias de las enfermedades.

Varios trastornos geriátricos se presentan en los adultos mayores, otros trastornos afectan a cualquier edad. La educación desempeña un papel importante en la salud de las personas mayores ya que permite la detección precoz de enfermedades y con mejores resultados curativos.

Trastornos que afectan al adulto mayor.

Accidente cerebrovascular. Bloqueo o hemorragia de un vaso sanguíneo del cerebro, que provoca debilidad, pérdida de sensibilidad dificultad para hablar, hay dos tipos isquémico y hemorrágico. La hipertensión arterial es el principal factor para esta patología.

Enfermedad de Alzheimer. Trastorno del cerebro que provoca una pérdida progresiva de la memoria y de otras funciones intelectuales, afectando la memoria, pensamiento y el comportamiento de cada individuo.

Cáncer de próstata. Se presenta este cáncer de la glándula prostática, afectando las funciones de este órgano, el mismo que forma parte del aparato reproductor masculino, se presenta a partir de los 75 años de edad, mediante un examen de tacto rectal, se podría determinar inicio de cáncer, pruebas adicionales como biopsia.

Diabetes mellitus tipo 2. Es una enfermedad crónico-degenerativa, en la que el páncreas no produce suficiente insulina, este tipo de diabetes que no requiere tratamiento con insulina, su tratamiento es ambulatorio.

Herpes zoster. Recidiva del virus latente de la varicela que causa una erupción en la piel y puede provocar dolor prolongado, entre sus síntomas ardor, dolor, hipertermia, cefalea, las posibles complicaciones son infecciones cutáneas, ceguera, síndrome de ramsay hunt, la erupción generalmente involucra un área estrecha de la columna, alrededor de la parte frontal de la región ventral o el pecho, la misma puede comprometer la cara, los ojos, la boca y los oídos.

Hiperplasia benigna de la próstata. Aumento del tamaño de la glándula de la próstata, que obstruye el flujo de la orina, no cancerígeno cuya prevalencia aumenta con la edad, sus síntomas entre ellos incontinencia urinaria, nicturia.

Hipotiroidismo. Funcionamiento poco activo y escasa producción de la hormona tiroidea, sus causas son infecciones virales, terapias de radiación, finalmente puede provocar anemia, hipotermia e insuficiencia cardiaca.

Enfermedad de Parkinson. Enfermedad degenerativa del cerebro, de evolución lenta, que causa temblor, rigidez muscular, dificultad de movimiento e inestabilidad postural, rigidez de los hombros, piernas, problemas de equilibrio y coordinación.

PREVENCIÓN

Si bien no es posible eliminar por completo la hipertensión, varias acciones son muy útiles y necesarias para prevenir su aparición y para evitar el empeoramiento de los síntomas:

- incrementar la actividad física aeróbica;
- mantener un peso corporal dentro de los estándares correspondientes a la edad y la estatura, según el sexo, lo que debe estar acorde con el IMC correspondiente;
- reducir al mínimo el consumo de alcohol: al día no deben consumirse más de 30 ml de etanol, que equivale a 720 ml (2 latas) de cerveza; 300 ml de vino (dos copas; un vaso lleno contiene 250 ml); 60 ml de whisky (un quinto de vaso), en los varones; en las mujeres, la mitad;
- reducir el consumo de sodio.
- consumir una dieta rica en frutas y vegetales; lácteos bajos en grasa con reducido contenido de grasa saturada y total;

- privarse de todo tipo de tabaco (cigarro, pipa, habano, etc.).
- controlar la glucemia (sobre todo si la persona presenta diabetes mellitus).

CONCLUSIONES

La hipertensión arterial representa un problema global que va aumentando de manera significativa y se ha convertido en un problema de salud pública. Constituye un factor de riesgo modificable de enfermedad cardiovascular (ECV) y debe incluirse dentro del estudio de los orígenes del desarrollo de la salud y enfermedad. Su diagnóstico es eminentemente clínico y fácil de realizar y, el tratamiento depende de la presencia o no de comorbilidades en el paciente.

BIBLIOGRAFÍA

- Adams JM. Some racial differences in blood pressures and morbility in groups of white and coloured Workmen. America Journal of Medical Sciences. [Internet]. 1932[citado15/11/2022]; 184: 342-50.Disponible en: https://www.cabdirect.org/cabdirect/abstract/19332700136

- Alférez Condori JB. Factores que influyen en la adherencia al tratamiento antihipertensivo en pacientes del programa de hipertensión arterial de la red asistencial de ESSALUD-TACNA. [Tesis]. Universidad Privada de Tacna: Perú; 2019. Disponible en: https://repositorio.upt.edu.pe/bitstream/handle/20.500.12969/683/Alferez-Condori-Jhanira.pdf?sequence=1&isAllowed=y

- Alfonso Guerra JP. Hipertensión arterial en la atención primaria de salud. La Habana: Ciencias Médicas, 2009. 304 p. Disponible en: http://www.bvs.sld.cu/libros/hipertension_arterial/completo.pdf

- Álvares Sintes R. Medicina General Integral. 3ra edición aumentada y corregida. Volumen IV. La Habana: Ciencias Médicas. 2014.535 p. Disponible en: https://docer.com.ar/doc/e8x5s58

- American Heart Association. ¿Qué es la presión arterial alta? 2017 [citado: 15/11/2022]. Disponible en: https://www.heart.org/idc/groups/heartpublic/@wcm/@hcm/documents/downloadable/ucm_316246.pdf no abre, no deja ver el sitio

- Ankle Brachial Index Collaboration, Fowkes FG, Murray GD, Butcher I, Heald CL, Lee RJ, et al. Ankle brachial index combined with Framingham Risk Score to predict cardiovascular events and mortality: a meta-analysis. JAMA. [Internet]. 2008[citado15/11/2022]; 300(2): 197–208. Disponible en: https://www.ncbi.nlm.nih.gov/pmc/articles/PMC2932628

- Armas Rojas N, Dobell E, Lacey B, Varona Pérez P, Burrett JA, Lorenzo Vázquez E. Burden of hypertension and associated risks for cardiovascular mortality in Cuba: a prospective cohort study. Lancet Public Health. [Internet]. 2019. [citado15/11/2022]; 4(2): e107-e115. Disponible en: https://www.sciencedirect.com/science/article/pii/S246826671830210X

- Aronow WS, Fleg JL, Pepine CJ, Artinian NT, Bakris G, Brown AS, Ferdinand KC, Ann Forciea M, Frishman WH, Jaigobin C, Kostis JB, Mancia G, Oparil S, Ortiz E, Reisin E, Rich MW, Schocken DD, Weber MA, Wesley DJ. ACCF/AHA 2011 expert consensus document on hypertension in the elderly: a report of the American College of Cardiology Foundation Task Force on Clinical Expert Consensus documents developed in collaboration with the American Academy of Neurology, American Geriatrics Society, American Society for Preventive Cardiology, American Society of Hypertension, American Society of Nephrology, Association of Black Cardiologists, and European Society of Hypertension. J Am Coll Cardiol. [Internet]. 2011 May 17[citado15/11/2022]; 57(20):2037-114.Disponible en: https://www.sciencedirect.com/science/article/pii/S0735109711001768?via%3Dihub

- Ávila A. Hipertensión Arterial, Conceptualización, Epidemiología y Prevención Primaria. Hipertensión Arterial. Chile 2017.No lo encontré

- Baster T, Baster-Brooks C. Exercise and hypertension. Aust Fam Physician. [Internet]. 2005 Jun[citado15/11/2022];;34(6):419-24. Disponible en: http://www.racgp.org.au/afp/200506/4776

- Barrisonte F, Manso R, Corona L. Hipertensión arterial en el anciano: aspectos clínico-epidemiológicos. Rev Cubana Med Gen Integr. [Internet]. 1997[citado15/11/2022]; 13(2): 133-138. Disponible en: http://scielo.sld.cu/scielo.php?script=sci_arttext&pid=S0864-21251997000200006&lng=es

- Beunza Nuin JJ. Estilos de vida y riesgo de hipertensión arterial en el estudio de Seguimiento Universidad de Navarra (SUN). [Tesis de la especialidad]. Navarra (España): Universidad de Navarra, Facultad de Medicina, Pamplona, 2007.Disponible en: https://dialnet.unirioja.es/servlet/tesis?codigo=276215

- Botey Puig A, Coca Payeras A, de la Sierra Isente A, González Juanatey JR, Mazón Ramos P. Hipertensión arterial y cardiopatía hipertensiva. Cuadro clínico. Manifestaciones. En: Rozman C, editor. Farreras-Rozman. Medicina interna. Décima sexta edición. Barcelona: Elsevier España; 2009. Vol. I. p. 589-613.

- Bustinza Quiñonez KV. Factores Predisponentes de Enfermedades Cardiovasculares en Estudiantes Universitarios de la Universidad Nacional del Altiplano-Puno, Enero – Abril 2014 [Tesis]. Puno (Perú): Universidad Nacional Del Altiplano.;2016 Disponible en: http://repositorio.unap.edu.pe/handle/UNAP/1843

- Castells Bescós E, Boscá Crespo AR, García Arias C, Sánchez Chaparro MA. Manual de Urgencias Hipertensión Arterial. Málaga, s/a.Disponible en: http://www.medynet.com/usuarios/jraguilar/Manual%20de%20urgencias%20y%20Emergencias/htaurg.pdf

- Chobanian AV, Bakris GL, Black HR, Cushman WC, Green LA, Izzo JL. The seventh report of the Joint National Committee on Prevention, Detection, Evaluation, and Treatment of High Blood Pressure: the JNC 7 report. JAMA. [Internet]. 2003[citado15/11/2022];.289(19):2560-2571. doi:10.1001/jama.289.19.2560. Disponible en: https://jamanetwork.com/journals/jama/article-abstract/196589

- Chronic Kidney Disease Prognosis Consortium, Matsushita K, van der Velde M, Astor BC, Woodward M, Levey AS, de Jong PE, Coresh J, Gansevoort RT. Association of estimated glomerular filtration rate and albuminuria with all-cause and cardiovascular mortality in general population cohorts: a collaborative meta-analysis. Lancet. [Internet]. 2010 Jun 12[citado15/11/2022];; 375(9731):2073-

81.Disponible   en:
https://www.sciencedirect.com/science/article/abs/pii/S0140673610606745?via%3Dihub

- Lima e Costa MF, Peixoto SV, César CC, Malta DC, Moura EC. Health behaviors among older adults with hypertension, Brazil, 2006. Rev Saude Publica. [Internet].   2009   Nov[citado15/11/2022];;   43   Suppl   2:18-26.Disponible en:https://www.scielo.br/j/rsp/a/M9QvkxkWWq4GtCWZbpwzynb/?lang=en&format=pdf

- Conthe, P. y Tejerina, F. Adhesión al tratamiento y calidad de vida en los pacientes con insuficiencia cardiaca. Revista Española de Cardiología. [Internet]. 2007[citado15/11/2022];;   7(2):57F-66F.Disponible   en: https://www.sciencedirect.com/science/article/abs/pii/S1131358707752561

- Coro B, Charmicharo R, Díaz J, Rodríguez J. Estudio de la incidencia de hipertensión arterial en los adultos de 20 consultorios del Policlínico Lawton en 1992. Rev Cubana de Med Gen Integr. [Internet].   1996[citado15/11/2022]; 12(4):319-24.   Disponible   en: http://scielo.sld.cu/scielo.php?script=sci_arttext&pid=S0864-21251996000400001&lng=es

- Del Valle LL JG, Plasencia AC, Del Valle GN. Escuela comunitaria para modificación de conocimientos en pacientes con hipertensión arterial. MEDISAN. [Internet].   2011[citado15/11/2022];   15(4):   475-481.   Disponible   en: http://scielo.sld.cu/scielo.php?script=sci_arttext&pid=S1029-30192011000400011&lng=es

- Díaz Gómez JL, Landell Cruz J, Lazo Sánchez Y, Argote Viñals C. Comportamiento de la insuficiencia renal crónica terminal en el Servicio de Nefrología de Las Tunas. Rev Electrón Dr. Zoilo E. Marinello Vidaurreta [Internet]. 2005[Citado 12 May2018]; 29: [aprox. 6 p.]. Disponible en: http://www.ltu.sld.cu/revistam/index_files/articles/mayo-agosto2005_5.htm

- Dilla T, Valladares A, Lizán L, Sacristán JA. Adherencia y persistencia terapéutica: causas, consecuencias y estrategias de mejora. Revista Atención Primaria. [Internet]. 2009[citado15/11/2022]; 41(6): 342–348. Disponible en: https://www.ncbi.nlm.nih.gov/pmc/articles/PMC7022018

- Dirección de Registros Médicos y Estadísticas de Salud. Anuario Estadístico de Salud 2020 [Internet]. Ministerio de Salud Pública. La Habana; 2021 [citado 14/10/2022]. Disponible en: https://salud.msp.gob.cu/wp-content/Anuario/Anuario-2020.pdf

- Perloff D, Grim C, Flack J, Frohlich ED, Hill M, McDonald M, Morgenstern BZ. Human blood pressure determination by sphygmomanometry. Circulation. [Internet]. 1993 Nov[citado15/11/2022];; 88(5 Pt 1):2460-70. Disponible en: https://www.ahajournals.org/doi/10.1161/01.cir.88.5.2460?url_ver=Z39.88-2003&rfr_id=ori:rid:crossref.org&rfr_dat=cr_pub%20%200pubmed

- Douros A, Ebert N, Schwarz K, Martus P, Kreutz R, van der Giet M, et al. Hypertension control and mortality in a cohort of older adults. *Nephrology Dialysis Transplantation*. [Internet]. 2018[citado15/11/2022];;33(Issue suppl_1): i30–i31. Disponible en: https://academic.oup.com/ndt/article/33/suppl_1/i30/4997067?login=false

- Ferrrer Herrera I, Sánchez Cartaya ME, Betancourt Fernández I. Intervención comunitaria educativa del paciente hipertenso en un área de salud. AMC. [Internet]. 2003[citado15/11/2022]; 7(3): 252-262. Disponible en: http://scielo.sld.cu/scielo.php?script=sci_arttext&pid=S1025-02552003000300001&lng=es

- Forster M, Veerman J, Barendregt J, Vos T. Cost-effectiveness of diet and exercise interventions to reduce overweight and obesity. International Journal of Obesity. [Internet]. 2011[citado15/11/2022]; 35: 1071–1078. Disponible en: https://www.nature.com/articles/ijo2010246

- Gaziano TA, Bitton A, Anand S, Weinstein MC; International Society of Hypertension. The global cost of nonoptimal blood pressure. J Hypertens. [Internet]. 2009 Jul[citado15/11/2022];; 27(7):1472-7.Disponible en: https://journals.lww.com/jhypertension/Abstract/2009/07000/The_global_cost_of_nonoptimal_blood_pressure.22.aspx

- GBD 2017 Risk Factor Collaborators. Global, regional, and national comparative risk assessment of 84 behavioural, environmental and occupational, and metabolic risks or clusters of risks for 195 countries and territories, 1990-2017: a systematic analysis for the Global Burden of Disease Study 2017. Lancet. [Internet]. 2018 Nov 10[citado15/11/2022];;392(10159):1923-1994.Disponible en: https://www.sciencedirect.com/science/article/pii/S0140673618322256?via%3Dihub

- Gil Guillén VF, Esparcia Navarro A, Merino Sánchez J. Calidad de vida en el hipertenso y factores que la determinan. Hipertension y riesgo vascular. [Internet]. 2001[citado15/11/2022];; 18(3): 125-131. Disponible en: https://www.sciencedirect.com/science/article/abs/pii/S1889183701717941

- Gómez Marcos MA, Recio Rodríguez JI, Rodríguez Sánchez E, Patino Alonso MC, Magallón Botaya R, MartínezVizcaino V, et al. Grosor íntima-media carotídeo en diabéticos e Hipertensos. Revista Española de Cardiología. [Internet]. 2011[citado15/11/2022];; 64(7): 622-625. Disponible en: https://www.sciencedirect.com/science/article/abs/pii/S0300893210001119

- Hernández Cisneros F, Mena Lima A M, Rivero Sánchez M, Serrano González A. Hipertensión arterial: comportamiento de su prevalencia y de algunos factores de riesgo. Rev Cubana Med Gen Integr [Internet]. 1996 Abr [citado 2023 Ene 09]; 12(2): 145-149. Disponible en: http://scielo.sld.cu/scielo.php?script=sci_arttext&pid=S0864-21251996000200007&lng=es.

- Estrada D, Pujol E, Jiménez L, Salamero M, De La Sierra A Efectividad de una intervención educativa sobre hipertensión arterial dirigida a pacientes hipertensos de edad avanzada. Revista Española de Geriatría y Gerontología [Internet]. 2012[citado15/11/2022]; 47(2): 62-66 .Disponible en: https://medes.com/publication/73437

- Jiménez Ortega U, Jaime Valdés L, Moya Moya C, Pérez Guerra. del Río de la Paz, B, Alonso Cofiño M. Comportamiento de los estilos de vida de pacientes hipertensos en un consultorio médico de familia. Medicentro Electrónica [Internet]. 2011 [citado: 25/11/2022]; 11(3). Disponible en: https://medicentro.sld.cu/index.php/medicentro/article/view/574/610

- Lara-Pérez E, Pérez-Mijares E, Cuellar-Viera Y. Antropometría, su utilidad en la prevención y diagnóstico de la hipertensión arterial. Rev Cienc Méd Pinar del Río [Internet]. 2022 [citado: 25/11/2022]; 26(2): e5438. Disponible en: https://revcmpinar.sld.cu/index.php/publicaciones/article/view/543

- Lang RM, Badano LP, Mor-Avi V, Afilalo J, Armstrong A, Ernande L, Flachskampf FA, Foster E, Goldstein SA, Kuznetsova T, Lancellotti P, Muraru D, Picard MH, Rietzschel ER, Rudski L, Spencer KT, Tsang W, Voigt JU. Recommendations for cardiac chamber quantification by echocardiography in adults: an update from the American Society of Echocardiography and the European Association of Cardiovascular Imaging. J Am Soc Echocardiogr. [Internet]. 2015 Jan[citado15/11/2022];; 28(1):1-39.e14.Disponible en: https://www.sciencedirect.com/science/article/pii/S0894731714007457?via%3Dihub

- Ledesma Rivera E, Junco Arévalo JV, Flórez Martínez M, Fornaris Hernández A, Ledesma Santiago RM, Alfonso Perea Y. Caracterización clínica epidemiológica de la hipertensión arterial. Rev Cub Med Gen. [Internet] 2019 [acceso: 15/11/2019]; 35(3):5-16. Disponible en: Disponible en: http://www.revmgi.sld.cu/index.php/mgi/article/view/807/263

- Lira MT. Impacto de la hipertensión arterial como factor de riesgo cardiovascular Rev. Méd. Clín. Condes[Internet]. 2015 [citado: 25/11/2022]; 26(2): 156-163. Disponible en:https://pesquisa.bvsalud.org/portal/resource/pt/biblio-1128798

- López A, Flores M, Cambero Hipertensión Arterial. Mérida: Junta de Extremadura, 2006.Disponible en: https://saludextremadura.ses.es/filescms/web/uploaded_files/CustomContentResources/Hipertensi%C3%B3n%20Arterial.pdf

- López Peláez J, Barberena N, Estrada González C. Consecuencias de la hipertensión arterial en las funciones cognitivas. Rev Cubana Med Gen Integr [Internet]. 2022 Mar [citado 2023 Ene 09]; 38(1): e1595. Disponible en: http://scielo.sld.cu/scielo.php?script=sci_arttext&pid=S0864-21252022000100019&lng=es.

- Lozano Berges G, Matute Llorente Á, Gómez Bruton A, González Agüero A, Vicente Rodríguez G, Casajús JA. Body fat percentage comparisons between four methods in young football players: are they comparable? Nutr Hosp. [Internet]. 2017 oct. [citado: 14/10/2022]; 24;34(5):1119-1124.Disponible en: https://pubmed.ncbi.nlm.nih.gov/29130710/

- Mancia G, Fagard R, Narkiewicz K, Redón J, Zanchetti A, Böhm M, Christiaens T, Cifkova R, De Backer G, Dominiczak A, Galderisi M, Grobbee DE, Jaarsma T, Kirchhof P, Kjeldsen SE, Laurent S, Manolis AJ, Nilsson PM, Ruilope LM, Schmieder RE, Sirnes PA, Sleight P, Viigimaa M, Waeber B, Zannad F; Task Force Members. 2013 ESH/ESC Guidelines for the management of arterial hypertension: the Task Force for the management of arterial hypertension of the European Society of Hypertension (ESH) and of the European Society of Cardiology (ESC). J Hypertens. [Internet] 2013 Jul[citado: 9/01/2023]; ;31(7):1281-357.Disponible en: https://academic.oup.com/eurheartj/article/34/28/2159/451304?login=false

- Marwick TH, Gillebert TC, Aurigemma G, Chirinos J, Derumeaux G, Galderisi M, Gottdiener J, Haluska B, Ofili E, Segers P, Senior R, Tapp RJ, Zamorano JL. Recommendations on the use of echocardiography in adult hypertension: a report from the European Association of Cardiovascular Imaging (EACVI) and the American Society of Echocardiography (ASE)†. Eur Heart J Cardiovasc Imaging. [Internet]. 2015 Jun[citado15/11/2022];;16(6):577-605.Disponibe en: https://academic.oup.com/ehjcimaging/article/16/6/577/2397586?login=false

- Meissner A. Hypertension and the brain: A risk factor for more than heart disease. Cerebrovasc Dis [Internet]. 2016 [citado: 24/11/2022];42(3-4):255-62. Disponible en: https://www.karger.com/Article/Pdf/446082

- Menecier N, Lomaglio DB. Hipertensión arterial, exceso de peso y obesidad abdominal, en mujeres adultas de la Puna de Catamarca, Argentina. Rev Arg Antrop Biol [Internet]. 2021 Jun [citado 2023 Ene 10]; 23(2): 040. Disponible en: http://www.scielo.org.ar/scielo.php?script=sci_arttext&pid=S1514-79912021000200008&lng=es.

- Mills KT, Bundy JD, Kelly TN, Reed JE, Kearney PM, Reynolds K, Chen J, He J. Global Disparities of Hypertension Prevalence and Control: A Systematic Analysis of Population-Based Studies from 90 Countries. Circulation. [Internet]. 2016[citado15/11/2022]; Aug 9; 134(6):441-50.Dispònible en: https://www.ahajournals.org/doi/10.1161/CIRCULATIONAHA.115.018912?url_ver=Z39.88-2003&rfr_id=ori:rid:crossref.org&rfr_dat=cr_pub%20%200pubmed

- Pérez Caballero MD, León Álvarez JL, Dueñas Herrera A, Alfonzo Guerra J P, Navarro Despaigne DA, de la Noval García R, et al. Guía cubana de diagnóstico, evaluación y tratamiento de la hipertensión arterial. Rev Cub Med [Internet]. 2017 Dic [citado 2023 Ene 10]; 56(4): 242-321. Disponible en: http://scielo.sld.cu/scielo.php?script=sci_arttext&pid=S0034-75232017000400001&lng=es.

- Moya L, Moreno J, Lombo M, Guerrero C, Aristizábal D, Vera A, Consenso de expertos sobre el manejo clínico de la hipertensión arterial en Colombia. Sociedad Colombiana de Cardiología y Cirugía. Rev Colomb Cardiol. [Internet]2018[citado 20/10/2022]; 25(Sumpl 3):4-26. Disponible en: https://www.sciencedirect.com/science/article/pii/S0120563318301505

- NCD Risk Factor Collaboration (NCD-RisC). Worldwide trends in blood pressure from 1975 to 2015: a pooled analysis of 1479 population based measurement studies with 19·1 million participants. Lancet. [Internet] 2017 [citado15/11/2022]; 389(10064):37-55. Disponible en: https://www.sciencedirect.com/science/article/pii/S0140673616319195?via%3Dihub

- Obisesan T, Obisesan O, Martins S, Alamgir L, Bond V, Maxwell C, et al. High blood pressure, hypertension, and high pulse are associated with poorer cognitive function in persons aged 60 and older: The third national health and nutrition examination survey. JAGS. [Internet] 2008 [citado15/11/2022]; 56 (3): 501-9. Disponible en: https://www.ncbi.nlm.nih.gov/pmc/articles/PMC2614341/

- O'Brien E, Mee F, Tan KS, Atkins N, O'Malley K. Training and assessment of observers for blood pressure measurement in hypertension research. J Hum Hypertens. 1991 [citado15/11/2022]; Feb;5(1):7-10.Disponible en: https://pubmed.ncbi.nlm.nih.gov/2041039/

- Observatorio Nacional de Salud. Carga de enfermedades por enfermedades crónicas no transmisibles y discapacidad en Colombia. Bogotá: Instituto Nacional de Salud [Internet] 2015 [citado: 15/11/2022]. Disponible en: http://sdbiblioteca.org/index.php/ju-download/2-documentos-escritos/260-carga-de-enfermedad-por-enfermedades-cronicas-no-transmisibles-y-discapacidad-en-colombia

- Organización Mundial de la Salud. Hipertensión. Ginebra: OMS, 2021. Disponible en: https://www.who.int/es/news-room/fact-sheets/detail/hypertension

- Organización Panamericana de la salud. Enfermedades crónicas no transmisibles en la región de las Américas. Hechos y cifras. 2019. Disponible en: https://iris.paho.org/bitstream/handle/10665.2/51482/OPSNMH19016_spa.pdf?sequence=2&isAllowed=y

- Organización Panamericana de la Salud. Enfermedades no transmisibles: hechos y cifras. Washington, D.C.: OPS, 2019. Disponible en: https://iris.paho.org/handle/10665.2/51482

- Organización Panamericana de la Salud. Enfermedades crónicas no transmisibles en la región de las Américas. Hechos y cifras. Lima: DIDP, 2022. Disponible en: https://www2.congreso.gob.pe/sicr/cendocbib/con5_uibd.nsf/0BF18197FE32053E052588E60040707C/$FILE/OPSNMH19016_spa.pdf

- Organización Panamericana de la Salud. HEARTS Paquete técnico para el manejo de las enfermedades cardiovasculares en la atención primaria de salud. Hábitos y estilos de vida saludables: asesoramiento para los pacientes. Washington, D.C.: Organización Panamericana de la Salud; 2019.Disponible en: https://iris.paho.org/bitstream/handle/10665.2/50805/OPSNMH19001_spa.pdf?sequence=1&isAllowed=y

- Orueta R, Gómez-Calcerrada RM, Redondo S, Soto M, Alejandre G, López J. Factores relacionados con el incumplimiento a citas concertadas de un grupo de pacientes hipertensos. Revista Medifam. [Internet] 2001[citado15/11/2022]; 11(3): 140-146. Disponible en: https://scielo.isciii.es/pdf/medif/v11n3/original.pdf

- Paglieri C, Bisbocci D, Caserta M, Rabbia F, Bertello C, Canadé A, Veglio F. Hypertension and cognitive function. Informa Healthcare. 2008;30(8):701-10. DOI: https://doi.org/10.1080/10641960802563584

- Paglieri C, Bisbocci D, Caserta M, Rabbia F, Bertello C, Canadè A, Veglio F. Hypertension and cognitive function. Clin Exp Hypertens. [Internet] 2008 Nov

[citado15/11/2022];30(8):701-10.Disponible en:
https://www.tandfonline.com/doi/abs/10.1080/10641960802563584?journalCode=iceh20

- Pérez CMD, Dueñas HA, Alfonso GJ, Vázquez VA, Navarro PD, H del Pozo, et al. Hipertensión arterial. Guía para la prevención, diagnóstico y tratamiento. La Habana: Ciencias Médicas; 2008.

- Cuba. Ministerio de Salud Pública. Comisión Nacional Técnica Asesora del Programa de Hipertensión Arterial Hipertensión arterial. Guía para el diagnóstico, evaluación y tratamiento. La Habana: Ciencias Médicas, 2018.103 p. Disponible en:
http://www.bvs.sld.cu/libros/hipertension_arterial_guia_diagnostico/hipetension_arterial_guia1_pagina_legal.pdf

- Petermann F, Durán E, Labraña AM, Martínez MA, Leiva AnM, Garrido-Méndez A,et al . Factores de riesgo asociados al desarrollo de hipertensión arterial en Chile. Rev. Méd. Chile [Internet]. 2017 Ago. [citado 2023 Ene 11]; 145(8): 996-1004. Disponible en:
http://www.scielo.cl/scielo.php?script=sci_arttext&pid=S0034-98872017000800996&lng=es.

- Pickering TG, James GD, Boddie C, Harshfield GA, Blank S, Laragh JH. How common is white coat hypertension? JAMA. [Internet].]; 1988 Jan 8 [citado 2023 Ene 11; 259(2):225-8.Disponible en:
https://jamanetwork.com/journals/jama/article-abstract/370166

- Pierce GL, Zhu H, Darracott K, Edet I, Bhagatwala J, Huang Y, Dong Y. Arterial stiffness and pulse-pressure amplification in overweight/obese African-American adolescents: relation with higher systolic and pulse pressure. Am J Hypertens. [Internet]. 2013 Jan [citado 2023 Jun 10]; 26(1):20-6.Disponible en:
https://academic.oup.com/ajh/article/26/1/20/164192?login=false

- Pruit AW. Hipertensión arterial sistémica. En: Nelson WE, Behrman RE, Vaughan VC. Tratado de Pediatría. 15 ed. Philadelphia: Saunders Elseviers, 1998. p. 1712-9.

- Ramsay LE, Williams B, Johnston GD, MacGregor GA, Poston L, Potter JF, Poulter NR, Russell G. British Hypertension Society guidelines for hypertension management 1999: summary. BMJ. [Internet]. 1999 Sep. 4 [citado 2023 Jun 10];   ;319(7210):630-5.Disponible   en: https://www.bmj.com/lookup/pmidlookup?view=long&pmid=10473485

- Rodríguez-Abt JC, Solís-Visscher RJ, Rogic-Valencia SJ, Román Y, Reyes-Rocha M. Asociación entre conocimiento de hipertensión arterial y adherencia al tratamiento en pacientes hipertensos del Hospital Nacional Edgardo Rebagliati Martins de Lima, Perú. 2015. Rev. Fac. Med. [Internet]. 2017 Mar [citado 10/06/2022];   65(1):   55-60.   Disponible   en: http://www.scielo.org.co/scielo.php?script=sci_arttext&pid=S0120-00112017000100055&lng=en.

- Royo Bordonada M, Armario P, Bejarano J, et al. Adaptación española de las guías europeas de 2016 sobre prevención de la enfermedad cardiovascular en la práctica clínica. Rev Esp Salud Pública[Internet]. 2016 Mar [citado 2023 Jun 10];   90,   2016.   Disponible   en: https://scielo.isciii.es/scielo.php?script=sci_arttext&pid=S1135-57272016000100308

- Ruilope LM. Arterial function and cardiorenal damage. J Clin Hypertens. 2014 Jun;16(6):398.   Disponible   en: https://www.ncbi.nlm.nih.gov/pmc/articles/PMC8031674/

- Ruiz Alejos A, Carrillo Larco RM, Bernabé Ortiz A. Prevalencia e incidencia de hipertensión arterial en Perú: revisión sistemática y metaanálisis. Rev. perú. med. exp. salud publica [Internet]. 2021 Oct [citado 10/01/2023]; 38(4): 521-529.

Disponible en: http://www.scielo.org.pe/scielo.php?script=sci_arttext&pid=S1726-46342021000400521&lng=es.

- Sellén Sanchén E, Hernández Valdés E, Sellén Crombet J, Ybargollín R. Diferencias de género en la presentación clínica y angiográfica del Síndrome Coronario Agudo. Rev Haban Cienc méd [Internet]. 2020 [citado 10/01/2023]; 19(2):e2918.Disponible en: http://www.revhabanera.sld.cu/index.php/rhab/article/view/2918

- Siu AL; U.S. Preventive Services Task Force. Screening for high blood pressure in adults: U.S. Preventive Services Task Force recommendation statement. Ann Intern Med. [Internet]. 2015 nov 17 [citado 10 enero 2023]; 163(10):778-86. Disponible en: https://pubmed.ncbi.nlm.nih.gov/26458123/

- Sociedad Andaluza de Medicina de Familia. Manual de hipertensión arterial en la práctica clínica de atención primaria. Andalucía: Sociedad Andaluza de Medicina de Familia; 2006. Disponible en: http://www.sspa.juntadeandalucia.es/servicioandaluzdesalud/hinmaculada/intranet/ugcolula/guias/GUIA%20HTA/Manual_HTA.pdf

- Stevens PE, Levin A; Kidney Disease: Improving Global Outcomes Chronic Kidney Disease Guideline Development Work Group Members. Evaluation and management of chronic kidney disease: synopsis of the kidney disease: improving global outcomes 2012 clinical practice guideline. Ann Intern Med. [Internet]. 2013 Jun 4 [citado 10 enero 2023]; 158(11):825-30.Disponible en: https://www.acpjournals.org/doi/full/10.7326/0003-4819-158-11-201306040-00007?rfr_dat=cr_pub++0pubmed&url_ver=Z39.88-2003&rfr_id=ori%3Arid%3Acrossref.org

- Texas Heart Institute. Glosario de terminología cardiovascular. Houston: Texas Heart Institute; 2016 [citado: 25/11/2022]. Disponible en: https://www.texasheart.org/heart-health/heart-information-center/topics/glosario-de-terminologia-cardiovascular/

- Texas Heart Institute. Presión Arterial alta. Houston: Texas Heart Institute; 2017. Disponible en: https://www.texasheart.org/heart-health/heart-information-center/topics/presion-arterial-alta

- Tsivgoulis G, Alexandrov AV, Wadley VG, Unverzagt FW, Go RC, Moy CS, et al. Association of higher diastolic blood pressure levels with cognitive impairment. Neurology.[Internet] 2009 [citado: 15/11/2022];73(8):589-95. Disponible en: https://www.ncbi.nlm.nih.gov/pmc/articles/PMC2731621/

- Vásquez-Carrillo P, Castillo-Rivas J, Salazar-Nassar J, Silva de la Fuente S, Quirós-Meza G. Riesgo cardiovascular global en una población adulta mayor del área rural, Cantón de Garabito, Puntarenas. Acta méd. costarric [Internet]. 2015 Sep [cited 2023 Jan 11] ; 57(3): 117-123. Disponible en: http://www.scielo.sa.cr/scielo.php?script=sci_arttext&pid=S0001-60022015000300004&lng=en.

- Vázquez Vigoa A, Fernández Arias MA, Cruz Álvarez NM, Roselló A, Pérez Caballero MD. Percepción de la hipertensión arterial como factor de riesgo. Aporte del día mundial de la lucha contra la hipertensión arterial. Revista Cubana de Medicina. [Internet] 2006 [citado: 15/11/2022]; 45(3). Disponible en: http://scielo.sld.cu/scielo.php?script=sci_arttext&pid=S0034-75232006000300001&lng=es

- Verdecchia P. Prognostic value of ambulatory blood pressure : current evidence and clinical implications. Hypertension. [Internet] 2000 mar [citado: 15/11/2022]; 35(3):844-51.Disponible en: https://www.ahajournals.org/doi/10.1161/01.hyp.35.3.844?url_ver=Z39.88-2003&rfr_id=ori:rid:crossref.org&rfr_dat=cr_pub%20%200pubmed

- Weiss J, Freeman M, Low A, Fu R, Kerfoot A, Paynter R, Motu'apuaka M, Kondo K, Kansagara D. Benefits and Harms of Intensive Blood Pressure Treatment in Adults Aged 60 Years or Older: A Systematic Review and Meta-analysis. Ann Intern Med. [Internet] 2017 mar 21 [citado: 15/11/2022]; 166(6):419-29.Disponible en: https://www.acpjournals.org/doi/full/10.7326/M16-1754?rfr_dat=cr_pub++0pubmed&url_ver=Z39.88-2003&rfr_id=ori%3Arid%3Acrossref.org

- White CL, Szychowski JM, Pergola PE, Field TS, Talbert R, Lau H, Peri K, Benavente OR; Secondary Prevention of Small Subcortical Strokes Study Investigators. Can blood pressure be lowered safely in older adults with lacunar stroke? The Secondary Prevention of Small Subcortical Strokes study experience. J Am Geriatr Soc. [Internet] 2015 apr [citado: 15/11/2022]; 263(4):722-9.Disponible en: https://agsjournals.onlinelibrary.wiley.com/doi/10.1111/jgs.13349

- Williams B, Mancia G, Spiering W, Agabiti Rosei E, Azizi M, Burnier M, Clement DL, Coca A, de Simone G, Dominiczak A, Kahan T, Mahfoud F, Redon J, Ruilope L, Zanchetti A, Kerins M, Kjeldsen SE, Kreutz R, Laurent S, Lip GYH, McManus R, Narkiewicz K, Ruschitzka F, Schmieder RE, Shlyakhto E, Tsioufis C, Aboyans V, Desormais I; ESC Scientific Document Group. 2018 ESC/ESH Guidelines for the management of arterial hypertension. Eur Heart J. [Internet] 2018 Sep 1 [citado: 15/11/2022]; 39(33):3021-3104.Disponible en: https://academic.oup.com/eurheartj/article/39/33/3021/5079119?login=false

- Zorrilla, A. Factores de riesgo que inciden en hipertensión arterial de usuarios en consulta de Medicina Interna Hospital "Dr. Pedro Rafael Figallo" Río Caribe – Estado Sucre. 2008. Guárico: Universidad Nacional Experimental Rómulo Gallegos, 2010. Disponible en: https://www.portalesmedicos.com/publicaciones/articles/2060/1/Factores-de-riesgo-que-inciden-en-hipertension-arterial-de-usuarios-en-consulta-de-Medicina-Interna-

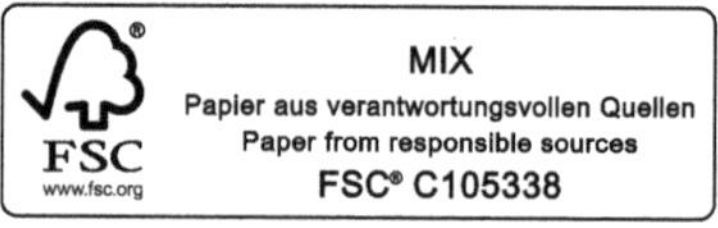

Printed by Books on Demand GmbH, Norderstedt / Germany